Dʳ FRŒLICH

Professeur agrégé à la Faculté de Médecine de Nancy,
Chargé du cours clinique de chirurgie infantile.

DE

l'Évolution de la Tuberculose Chirurgicale

CHEZ LE NOURRISSON

RAPPORT AU VIIᵉ CONGRÈS

DE

GYNÉCOLOGIE, D'OBSTÉTRIQUE et de PÆDIATRIE

LILLE, 25-29 MARS 1913

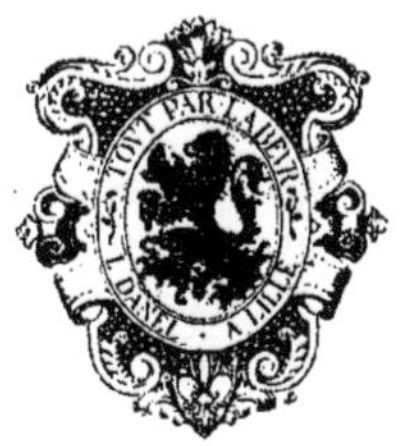

LILLE
IMPRIMERIE L. DANEL
93, Rue Nationale
1913

DE L'ÉVOLUTION DE LA TUBERCULOSE CHIRURGICALE
CHEZ LE NOURRISSON

Par

M. le D^r FRŒLICH,

Professeur agrégé à la Faculté de Médecine de Nancy,
Chargé du cours clinique de chirurgie infantile.

Il n'est pas aussi facile qu'il le paraît à première vue de définir d'une façon nette ce qu'il faut entendre par nourrisson, quand il s'agit de l'évolution chez lui des tuberculoses chirurgicales.

Nous nous conformons à l'usage, sans vouloir essayer de le justifier, et nous considérons comme nourrisson l'enfant depuis sa naissance jusqu'à la fin de sa deuxième année.

Malgré cette extension de notre sujet, nous verrons un grand nombre de tuberculoses chirurgicales étendre leur évolution bien au delà du terme que nous nous sommes fixé. Les tuberculoses chirurgicales, en effet, ont souvent besoin d'une période de plus de deux ans pour dérouler toute leur évolution depuis son début jusqu'à sa fin : que celle-ci soit heureuse et amène la guérison ou bien qu'elle se termine par la mort.

Cette constatation peut faire paraître artificielle l'étude de l'évolution de la tuberculose chirurgicale chez le nourrisson.

Il n'en est pas tout à fait ainsi et nous verrons que ces tuberculoses ont fréquemment des caractères tout à fait particuliers dans le cours des deux premières années de la vie.

Les tuberculoses chirurgicales sont souvent considérées comme des tuberculoses atténuées. On ne devrait donc pas les rencontrer avec une grande fréquence chez le nourrisson dont les organes neufs, débiles, et non immunisés contre le bacille, sont pour lui une proie facile et ne devraient présenter que des tuberculoses graves. Nous verrons au contraire avec quelle force le nourrisson sait lutter contre l'infection tuberculeuse et avec quelle rapidité il s'en débarrasse quelquefois.

La tuberculose chirurgicale a été pendant longtemps considérée comme exceptionnelle chez le nouveau né et le tout jeune enfant. Après la 3e année seulement on la voyait apparaître avec une certaine fréquence.

En réalité les tuberculoses externes se montrent dès les premiers mois de la vie, après quelques jours et quelques semaines. Cette précocité d'apparition des tuberculoses chirurgicales a été un des arguments cliniques les plus solides pour les partisans de l'hérédité directe de cette affection.

La porte d'entrée de la tuberculose chez le nourrisson, que celle-ci soit médicale ou chirurgicale, est presque toujours l'appareil respiratoire, plus rarement le tube digestif. Nous savons que les cas héréditaires véritables sont scientifiquement l'infinie minorité.

D'après le professeur Hutinel, le chancre tuberculeux, accident initial, se trouve dans les voies aériennes dans 87 % des cas.

Du ganglion médiastinal ou trachéo-bronchique le bacille va coloniser dans le système osseux, ou bien dans un autre organe où son évolution constituera la tuberculose chirurgicale sans que nous sachions rien sur la cause qui dirige l'essaim infectant vers un organe plutôt que sur un autre.

Attribuer la grande fréquence de l'envahissement des os à l'activité hématopoiétique prépondérante de la moelle osseuse ne nous semble pas une explication satisfaisante.

Il en est de même de l'influence d'un traumatisme, souvent absent d'ailleurs, et toujours découvert après coup et insuffisant pour avoir une action réelle sur la localisation de la tuberculose.

La date d'apparition de la tuberculose externe est en général moins précoce que celle de la tuberculose médicale, quoique, comme nous l'avons dit, elle peut se produire dès les premiers jours de la vie. Cette date d'apparition est souvent différente suivant chaque organe.

La fréquence de l'infection des différents organes est variable et souvent en concordance avec la fréquence qu'elle présente dans un âge plus avancé, à quelques exceptions près que nous avons à signaler.

Nous allons tout d'abord d'après la statistique publiée par Broca et d'après notre propre statistique, établir cette fréquence, puis nous passerons en revue les affections chirurgicales les plus importantes que nous avons eu l'occasion de rencontrer chez des nourrissons.

Nous ne ferons pas l'étude de ces affections, mais nous nous bornerons à noter ce qu'elles présentent de particulier et ce en quoi elles diffèrent de l'évolution classique chez l'enfant plus âgé : nous essaierons de préciser les modifications que les premiers mois de la vie impriment au cours habituel des ces affections.

Nous commencerons par les lésions de beaucoup les plus nombreuses, celles des os et des articulations. C'est la partie principale de notre sujet.

Après quelques indications sur la tuberculose de téguments et celle des ganglions lymphatiques, nous passerons en revue parmi les tuberculoses viscérales celles du péritoine et celles des organes génitaux, seules tuberculoses viscérales qui méritent de retenir un instant notre attention par leur évolution spéciale chez le nourrisson.

Enfin nous terminerons en résumant d'une façon sommaire les conclusions qui peuvent se dégager de notre étude.

STATISTIQUE SUR LA FRÉQUENCE DE LA TUBERCULOSE OSSEUSE.

Claeys(1) a fait dans le service de Broca à l'hôpital des Enfants malades, la statistique des cas de tuberculoses osseuses dans le courant de l'année 1910. Cette statistique porte sur 3.750 malades de 0 à 15 ans, atteints tous de lésions ostéo-articulaires.

556 enfants avaient de 0 à 2 ans ; 202 enfants avaient un an et 354 deux ans.

Les *maux de Pott* étaient au nombre de 120 dont 25 pour la première année.

Les *coxalgies* au nombre de 65 dont 25 pour la première année.

Les *tumeurs blanches du genou* 40 dont 30 pour la première année.

Les *lésions ostéo-articulaires* autres que les maux de Pott, les coxalgies et les tumeurs blanches du genou étaient au nombre de 225 dont 90 pour la première année.

Enfin les *adénites tuberculeuses* étaient au nombre de 20 dans le courant des 2 premières années.

De cette même statistique de Broca, il ressort, que la tuberculose osseuse atteint son maximum de fréquence à 3 ans. La courbe se maintient élevée jusqu'à la 5ᵉ année, puis redescend à partir de cette 5ᵉ année.

STATISTIQUE DU SERVICE DE M. FRŒLICH A L'HOPITAL CIVIL DE NANCY (CHIRURGIE INFANTILE).

Le nombre d'enfants de 0 à 2 ans atteints de tuberculoses chirurgicales présentés dans le service de chirurgie infantile sur un total de 7.000 malades a été de 282. Ils se répartissent sur une durée de 6 années et occupaient les organes suivants :

Mal de Pott	74 cas dont 5 mal sous-occipital
Coxalgie	39
Tumeur blanche du genou	27
Spina ventosa	25
Arthrites du cou-de-pied	15
Coude	8
Épaule	3
Poignet	4
Os malaire	3
Maxillaires	3
Crâne	6
Tuberculoses osseuses multiples, gommes cutanées, gommes souspériostées, spina ventosa	25
Adénites tuberculeuses	42
Tuberculose du testicule	6
	282

(1) C. CLAEYS (in Archives de médecine des enfants 1910, p. 364).

Cette statistique confirme dans ses grandes lignes, celle de Broca, sous le rapport de la fréquence totale des tuberculoses chirurgicales du nourrisson et sous le rapport de leur répartition sur les différentes articulations et les différents organes.

La mortalité des tuberculoses chirurgicales osseuses chez le nourisson n'a pas été noté dans la statistique de Broca.

Sur nos 282 nourrissons atteints de tuberculoses externes, 30 moururent dans le cours des deux premières années ou dans les premiers mois qui suivirent l'accomplissement de la deuxième année. La mortalité est donc de 10 % environ.

Dans la thèse de madame Mantoux (1) faite dans le service du professeur Marfan, sur 166 nourrissons tuberculeux, 18 avaient en outre de leur tuberculose médicale des localisations chirurgicales. Sur ces 18 nourrissons, 7 succombèrent, ce qui donne une mortalité de plus de 1/3.

Les lésions rencontrées par madame Mantoux furent des manifestations cutanées, et sous-cutanées dans 10 % des cas, des adénopathies, des manifestations ostéo-articulaires, mal de Pott, spina ventosa, tumeur blanche du genou, périostite, des orchites dans 4 cas.

Le professeur Marfan rend attentif dans cette thèse sur la coïncidence fréquente de la tuberculose et du rachitisme chez le nourrisson.

Dans 66 cas sur 166 observations cette coïncidence existait, et il croit pouvoir affirmer que dans 10 % des cas la tuberculose seule est responsable de l'éclosion du rachitisme. Nous avons quelquefois rencontré chez des nourrissons rachitiques des lésions tuberculeuses externes, mais nous n'avons pas vu cette coïncidence entre la tuberculose chirurgicale et le rachitisme être excessivement fréquente.

TUBERCULOSES OSSEUSES CHEZ LE NOURRISSON.

Nous examinerons successivement le mal de Pott, la coxalgie, les tumeurs blanches du genou, celles du cou-de-pied, celles des osselets longs des mains et des pieds, enfin les tuberculoses du crâne et les tuberculoses osseuses multiples.

MAL DE POTT.

Nous avons étudié l'évolution du mal de Pott chez le nourrisson dans un travail présenté à la 12e session du Congrès français (2) de Chirurgie en 1897.

Les 74 cas que nous avons observés depuis cette époque n'ont pas modifié notre opinion sur cette question et ce que nous disions au sujet des 26 observations sur lesquelles était basé notre travail nous paraît encore actuellement être conforme à la réalité des faits.

Le mal de Pott chez le nourrisson est une affection fréquente et souvent méconnue au moins à ses débuts. Son traitement, vu les conditions spéciales d'âge des petits malades dont nous nous occupons, rencontre d'énormes difficultés.

(1) Madame Dora Mantoux. La tuberculose des nourrissons (thèse Paris, 1912).

(2) FRŒLICH. Du mal de Pott chez le nourrisson. Congrès français de Chirurgie, 1897.

La tuberculose vertébrale chez le nourrisson a son siège de prédilection, presque exclusif, à la colonne lombaire : vingt-deux fois sur vingt-six cas. C'est la première vertèbre lombaire et la deuxième, plus rarement encore la douzième dorsale qui sont le siège de la fonte tuberculeuse. La forme enkystée est la règle. L'affaissement qui en résulte produit une gibbosité lombaire qui n'est pas tout à fait angulaire, comme l'est la gibbosité dorsale, mais se présente sous forme de voussure élargie ; cet aspect est dû à la saillie des apophyses transverses que la présence des côtes ne vient pas masquer ici.

Les lésions nerveuses sont fréquentes, mais transitoires ; les nerfs de la queue de cheval ne semblent atteints que de névrite par compression, que la résorption de l'exsudat purulent ou des masses fongueuses fait disparaître.

Les abcès par congestion deviennent rarement visibles à l'extérieur. Nous les avons rencontrés quatre fois : une fois dans la région lombaire à côté de la gibbosité, deux fois à la partie interne de la cuisse et à l'aine, une fois dans la région ischiatique.

L'étiologie de l'affection est celle de toutes les lésions tuberculeuses osseuses, et l'importance attachée à un traumatisme initial par certains auteurs nous semble exagérée ; six fois seulement il a paru exister dans nos observations. Quant à la syphilis, couramment incriminée par nos collègues américains, nous ne l'avons jamais nettement dépistée.

La symptomatologie du mal de Pott chez le nourrrisson a une physionomie un peu spéciale et diffère de celle de la maladie à un âge un peu plus avancé. Cinq fois seulement la gibbosité a été le premier signe qui ait attiré l'attention des parents ; dans tous les autres cas, c'est la faiblesse des membres inférieurs ou même leur paralysie et leur atrophie qui a tout d'abord effrayé.

La gibbosité présente des caractères que font deviner les notions d'anatomie pathologique que nous avons rappelées. Elle siège au haut de la colonne lombaire, elle est peu angulaire, se présente sous forme de tumeur élargie à sa base ; ses dimensions verticales ne sont pas supérieures le plus souvent à ses dimensions transversales, et ne le deviennent pas, grâce au traitement. Au début de la maladie nous avons toujours dû la chercher avec soin, les phénomènes nerveux du côté des membres inférieurs étant les seuls évidents. La colonne lombaire, au lieu de présenter, lorsque l'on tient l'enfant par le bassin et par les bras le ventre en bas, une assez notable lordose, paraît droite ; la lordose ne se produit pas non plus lorsque l'on soulève fortement le bassin ; mais la colonne reste rectiligne, comme ankylosée.

Enfin, l'enfant étant toujours couché sur le ventre, si l'on se place sur le côté, de façon à voir de profil la région lombaire, une tumeur médiane y apparaît plus ou moins nettement. Quelquefois la rigidité seule de la colonne lombaire est manifeste.

Une pression modérée sur la région malade n'est pas douloureuse, mais le mouvement précédemment indiqué de lordosisation arrache des cris à l'enfant, tandis que le mouvement inverse, flexion en avant, est indolore. La douleur se manifeste encore, lorsque l'enfant étant couché, ou bien assis sur les bras de sa mère, on le soulève par les bras : la traction exercée par le poids du bassin et des jambes sur les vertèbres malades fait crier.

La gibbosité diminue assez notablement par la pression sur le sommet de la voussure.

La paralysie et l'atrophie des membres inférieurs sont les signes les plus importants à cause de leur précocité. L'enfant, s'il avait marché, cesse subitement de pouvoir se tenir sur ses jambes. Il continue à les remuer s'il est couché, ou bien, dans une période plus avancée, elles restent inertes, les orteils seuls exécutant quelques mouvements.

Les muscles paralysés restent excitables par les courants galvaniques et faradiques ; leur excitabilité est simplement diminuée : fait important à retenir, comme nous le verrons, pour le diagnostic différentiel d'avec la paralysie infantile spinale.

L'atrophie survient rapidement, les triangles de Scarpa prennent de la profondeur, la peau est flasque, trop large ; la partie inférieure du corps, décharnée, contraste singulièrement avec la partie supérieure restée normale : la première semble appartenir à un enfant athrepsique.

La durée de cette paralysie est en moyenne de cinq à huit mois, et la guérison en est la règle.

Le rectum est rarement atteint, la constipation cependant alternant avec la diarrhée fréquente ; la miction reste normale.

Pendant l'évolution de la maladie le ventre est souvent ballonné et la circulation collatérale accrue ; j'attribue cet état à des poussées tuberculeuses d'entérite ou de péritonite.

Les abcès par congestion, avons-nous dit, sont exceptionnels ; leur siège est variable tantôt directement en arrière de la lésion vertébrale, tantôt à la racine de la cuisse. Jamais ils n'ont constitué une complication sérieuse.

Les lésions tuberculeuses concomitantes sont des blépharoconjonctivites une fois, des abcès ganglionnaires trois fois, une mastoïdite une fois, des gommes cutanées deux fois ; enfin des broncho-pneumonies six fois, dont deux mortelles.

La marche du mal de Pott chez le nourrisson est assez lente de un à deux ans ; il n'est pas rare, après une accalmie de quelques mois, de voir les symptômes s'aggraver, puis s'arrêter de nouveau.

Le pronostic nous semble beaucoup plus bénin que chez l'enfant plus âgé. Sur nos vingt-six malades observés pendant deux ans et plus, quatre seulement sont morts, deux de broncho-pneumonies, et deux de méningite et d'athrepsie.

Le diagnostic du mal de Pott chez l'enfant en bas âge est souvent très difficile au début, que le premier symptôme soit la paralysie des membres inférieurs ou bien la saillie lombaire. Lorsque la paraplégie des jambes ouvre la scène, on peut songer à de la paralysie infantile ou même au rachitisme au début.

Dans la paralysie infantile spinale, la paralysie est absolue très rapidement ; de plus les deux membres inférieurs sont rarement atteints simultanément, enfin tous les muscles des membres ne sont pas paralysés comme dans le mal de Pott, mais certains territoires musculaires seulement. La réaction de dégénérescence qui existe dans la paralysie infantile et qui fait défaut dans le mal de Pott des nourrissons trancherait la question si elle restait douteuse.

D'ailleurs, dès ce moment de l'évolution du mal, si l'on examine soigneusement la colonne lombaire, la disparition de la lordose normale, la rigidité de la tige osseuse, ou même le début de la voussure, peuvent fixer le diagnostic de tuberculose vertébrale.

Dans le rachitisme, nous avons fréquemment remarqué une impotence des membres inférieurs qui ressemble à de la paralysie d'origine nerveuse. Le diagnostic différentiel peut n'être pas facile. L'enfant évite de remuer les jambes, non pas parce qu'elles sont impotentes, mais parce que les mouvements sont douloureux. L'atrophie, sans doute, ne survient pas d'ordinaire dans le rachitisme, et les courbures ne tardent pas à apparaître, mais ce sont là des signes un peu tardifs : une différenciation immédiate est la douleur qu'accuse la pression de l'os, surtout autour des jointures dans cette fausse paralysie rachitique.

Lorsque la voussure lombaire est le premier symptôme morbide, deux affections peuvent simuler la gibbosité du mal de Pott.

Dans le rachitisme la colonne lombaire fait fréquemment une saillie en arrière lorsque les enfants sont trop souvent tenus sur les bras. Cette saillie peut être excessive au point d'effrayer les parents ; mais il suffit de saisir l'enfant par les pieds et de le mettre en lordose (hyperextension) pour voir cette voussure s'effacer, et se reproduire en flexion, sans que se manifestât à aucun instant cette rigidité de la colonne lombaire caractéristique de la tuberculose des corps vertébraux. Sans doute, plus tard, la voussure du rachitisme peut se fixer et tendre à devenir définitive, mais alors elle n'est plus lombaire seulement, mait se continue sans ligne de démarcation avec la cyphose dorsale.

La dernière attitude vicieuse qui peut en imposer pour une gibbosité pottique c'est la saillie lombaire qui apparaît quelquefois chez des enfants d'ailleurs parfaitement sains, mais que l'on tient trop tôt assis. — Un changement d'attitude pendant quelques jours suffit pour la faire disparaître. D'ailleurs, ici encore, quand on imprime à la région lombaire des mouvements alternatifs de flexion et d'extension, on sent qu'elle est parfaitement souple.

Il est utile de savoir diagnostiquer ces lésions pour rassurer les parents s'il y a lieu ou bien pour instituer le traitement du mal de Pott.

Le traitement du mal de Pott chez le nourrisson n'a pas encore trouvé sa formule mathématique, les facteurs de ce traitement : immobilisation des partis malades et redressement de la difformité, rencontrant des obstacles à première vue insurmontables.

Nous indiquerons de quelle façon nous avons compris ce traitement, puis nous exposerons les résultats que nous avons obtenus dans les 26 observations sur lesquelles nous basons cette étude.

Comme dans le mal de Pott des enfants plus âgés, il faut, chez le nourrisson :

1º Immobiliser la colonne lombaire ;

2º Redresser la difformité ou mieux l'empêcher de se produire ;

3º Traiter les lésions nerveuses.

Nous ne parlons pas de la thérapeutique des abcès froids, ces derniers étant exceptionnels ; le traitement classique par la ponction simple ou suivie d'injection d'éther iodoformé à 10 p. 100 a amené la guérison après 1, 2 et 3 injections.

La partie de ce traitement la plus difficile à réaliser est l'immobilisation. Cette dernière, disons-le de suite, ne peut pas toujours être absolue et, malgré cela, l'évolution du mal est favorable.

Un premier conseil à donner aux parents est de porter les enfants, non pas assis, mais couchés sur le dos ou le ventre, en lordose le thorax rejeté en arrière, ce qui empêche l'affaissement en avant de la colonne lombaire. Au point de vue de l'immobilisation par les appareils il y a lieu de distinguer entre les enfants âgés de moins d'un an et ceux qui ont dépassé cet âge.

Chez les premiers, après avoir essayé une attelle rachidienne en fer-blanc capitonné, fixée en haut entre les épaules par une brassière et en bas par une ceinture pelvienne entre la crête iliaque et le trochanter — attelle qui peut rendre des services — nous avons adopté le dispositif suivant, très facile à réaliser et à la portée de toutes les classes sociales.

Une planchette ayant la longueur de l'enfant depuis les genoux jusqu'au delà de la tête et dont la longueur dépasse quelque peu celle de l'enfant. Cette planchette est capitonnée avec du crin végétal et recouverte d'une toile imperméable. L'enfant est couché sur cette planchette : il y est fixé en haut par une ceinture en coutil passant sous les aisselles et clouée sur la planchette, et en bas par une ceinture pasant sur les fesses et le bassin et également clouée.

La ceinture du haut porte, des deux côtés de l'enfant, entre le sternum et l'aisselle, une bretelle fixée au bord supérieur de la planche par un bouton. — La ceinture pelvienne porte également des sous-cuisses fixées aux bords latéraux de la planchette.

Enfin l'appareil est complété par un coussin en forme de boudin que l'on remplit plus ou moins de crin végétal et qui est placé sous la colonne lombaire sur la gibbosité. L'enfant est par conséquent fixé en lordose sur la planchette. — Le nourrisson est placé tout habillé sur l'appareil, ce dernier n'empêche ni les têtées ni les soins de propreté ; il est facile à défaire et facile à replacer, et ne gêne que très peu.

L'immobilisation est relative, nullement absolue, mais bien suffisante.

Chez l'enfant qui a dépassé un an et qui est fort j'emploie le corset plâtré amovible. Ce corset est placé sur le corps de l'enfant recouvert d'un jersey. Le corset est fortifié par six attelles de 3 à 4 centimètres, en feutre plastique. Ces attelles se placent : deux en arrière, des deux côtés de la colonne vertébrale ; deux dans la ligne axillaire et deux sur la poitrine des deux côtés de la ligne médiane. L'appareil va des trochanters aux aisselles, il est ouvert en avant et peut se lacer à volonté sur des crochets de soulier que j'y fais adapter. Des bretelles soutiennent des deux côtés l'appareil.

Pour construire le corset je trempe les bandes plâtrées dans de l'eau tiède. L'enfant recouvert de son jersey est tenu par deux aides dont l'un le soutient par les deux bras et l'autre par les cuisses en exagérant la lordose lombaire. Lorsqu'il existe une gibbosité appréciable, la traction des deux aides jointe à une pression directe au moyen d'une bande passant sur la gibbosité et dont les deux chefs se rejoignent sous l'enfant et portent des poids variables, la fait suffisamment disparaître. D'ailleurs la lordose sus et sous-jacente à la voussure, lordose que provoque également cette position de l'enfant, efface la saillie.

Jamais, pour un enfant de un à deux ans, nous n'avons dû recourir à notre lit à traction mécanique. Le corset sèche pendant trois à quatre heures sur l'enfant, puis il est fendu en avant, séché complètement au feu et livré au bandagiste qui le transforme en un appareil amovible ayant un certain cachet. Son axe est un arc de cercle à concavité postérieure. L'appareil est enlevé tous les trois à quatre jours pour les soins de propreté.

Il n'est pas difficile à des parents soigneux d'éviter ou de combattre la légère eschare qui survient quelquefois au niveau de la gibbosité, ainsi que l'érythème que le bord inférieur du corset, souvent souillé, peut provoquer. Des lavages fréquents avec de l'eau tiède salée fortifient la peau et la rendent plus résistante.

Lorsque l'enfant, ce qui est assez fréquent, souffre des intestins et a le ventre gros, le corset plâtré complet, tel que nous venons de le décrire, est mal toléré.

Dans ces cas nous le réduisons à deux anneaux en silicate ou en celluloïde ouverts en avant, l'un placé sous les aisselles, l'autre autour des fesses et du bassin. Les deux anneaux sont réunis par 4 attelles en feutre plastique placées : deux en arrière des deux côtés de la colonne vertébrale, les deux autres dans la ligne axiliaire. Leurs extrémités sont incorporées dans les anneaux précités. L'appareil est placé d'après les mêmes principes que le corset précédent, c'est-à-dire l'enfant étant en forte lordose. Le ventre est libre et néanmoins la colonne vertébrale bien immobilisée. Ces corsets peuvent faire un usage de six mois et même un an sans être renouvelés.

Quant aux lésions nerveuses, le massage des membres inférieurs, les bains salés et l'électrisation, employés tous les jours, amènent assez rapidement une guérison qui d'ailleurs est souvent spontanée. Outre le traitement général hygiénique et alimentaire, je donne des préparations de phosphate de chaux iodé, et j'applique localement des pommades iodo-iodurées.

Les résultats que nous ont fournis ces procédés thérapeutiques sont assez encourageants pour que nous ayons des tendances à nous y tenir.

Sur les 26 cas que nous avons ainsi traités, 4 malades sont morts, 10 malades sont en traitement depuis un temps trop court pour que nous les considérions comme d'un grand poids dans notre appréciation, tandis que 12 malades sont depuis six mois, huit mois, un an et plus dans un état général et local suffisamment bons pour que nous puissions les considérer comme guéris.

Chez aucun d'eux la difformité n'a disparu complètement, mais le siège lombaire de la lésion et la lordose compensatrice sus et sous-jacente font en sorte qu'elle n'est nullement apparente. Les lésions nerveuses ont complètement disparu chez tous les malades.

Ces chiffres sont assez explicites ; ils nous permettent d'affirmer que le traitement que nous préconisons, traitement nullement offensif ni brutal, donne d'excellents résultats, pourvu qu'il soit employé de bonne heure et qu'il trouve dans les parents des auxiliaires intelligents et patients.

MAL DE POTT SOUS-OCCIPITAL.

Le mal cervical mérite une mention spéciale. Il est moins fréquent chez le nourrisson que le mal de Pott siégeant en un autre point de la colonne vertébrale 5 fois sur 74 cas de notre statistique.

Son début a été dans un cas : une paralysie du bras attribuée pendant quelques semaines à une paralysie infantile, et une autre fois une rétention d'urine.

Chez 4 enfants, la guérison fut obtenue avec une immobilisation au moyen d'un collier de coton renforcé de feutre plastique. Il ne persista qu'une légère raideur du cou.

Un enfant mourut de méningite.

Le mal cervical chez le nourrisson évolue d'une façon plus bénigne que chez l'enfant plus âgé. Dans un seul cas apparut, sur le côté du cou, un abcès qui se résorba spontanément.

Le diagnostic doit toujours être fait minutieusement, avec les arthrites cervicales nombreuses que peut présenter l'enfant à la suite d'une angine, de la scarlatine, de la rougeole.

Cette dernière, d'ailleurs, et tel est aussi l'avis de Broca, agit toujours sur les lésions tuberculeuses préexistantes, en les mettant en évidence et en hâtant leur évolution, le plus souvent d'une façon néfaste.

COXALGIE.

L'arthrite tuberculeuse coxo-fémorale qui, d'après la statistique de Broca, vient, comme fréquence chez le nourrisson, immédiatement après le mal de Pott, a également le 2e rang, d'après notre propre statistique (39 observations de coxalgie contre 74 maux de Pott).

Elle affecte deux formes anatomiques très distinctes par leur évolution : la *forme hypertrophique* et la *forme sèche*.

Dans la première, l'extrémité supérieure de la cuisse est augmentée de volume, elle ressemble à un gigot. Cette augmentation de volume vient de l'infiltration des parties molles par des fongosités articulaires et périarticulaires, ainsi que de la présence de ganglions hypertrophiés. Les os de la cavité cotyloïde et la tête fémorale sont peu altérés.

La lésion s'est établie insidieusement, cependant quelquefois, assez brusquement, la cuisse s'est mise en flexion et en adduction et le gonflement s'est produit. Il existe presque toujours un certain mouvement fébrile contrairement à ce qui se passe chez l'enfant plus âgé.

Au bout de quelques semaines déjà, les masses fongueuses se ramollissent. Les ponctions sont rarement faites assez tôt pour empêcher la peau de rougir et de se fistuliser.

Le pronostic est variable suivant l'état général de l'enfant. Si la lésion est survenue chez un enfant mal nourri ou malingre, l'enfant succombe rapidement à la cachexie.

Si, au contraire, l'état général se maintient bon ou satisfaisant, l'on est étonné de voir avec quelle facilité les fistules se ferment et la cicatrisation se produit. Cette terminaison heureuse est cependant moins fréquente dans cette forme hypertrophique de la coxalgie que dans les autres manifestations analogues au niveau du genou ou du cou-de-pied.

Chez le tout petit enfant, le traitement ne peut consister dans la forme hypertrophique à immobiliser la hanche en bonne position.

La flexion et l'adduction qui s'installent rapidement ne cèdent que très difficilement au redressement qu'il est impossible de maintenir par un appareil inamovible ou amovible.

D'ailleurs, la suppuration qui survient presque toujours nécessite un pansement qu'il faut renouveler.

Le coton, renforcé par une attelle en carton ou mieux en *feutre plastique en forme de T*, dont la branche horizontale entoure le bassin et la branche verticale longe la cuisse, forme un mode d'immobilisation extrêmement pratique et presque toujours suffisant pour empêcher l'exagération de la position vicieuse.

Forme sèche. — Chez le nourrisson, nous avons rencontré 7 fois une forme de coxalgie moins fréquente que la précédente, dans laquelle la hanche n'était pas augmentée de volume.

Le membre se place également, dès le début de l'affection, en flexion et en adduction, l'articulation est douloureuse à la pression, mais il y a peu ou pas de gonflement.

Le fémur se luxe progressivement ou brusquement.

Lorsque l'affection survient chez de tout petits enfants, elle peut passer inaperçue. On retrouve ces enfants plus tard avec le diagnoctic de luxation congénitale de la hanche. Mais la retraction de la capsule articulaire, l'adduction plus ou moins fixe de la cuisse permet de faire un diagnostic rétrospectif que vient confirmer l'examen radiographique. Ce dernier fait voir une cavité cotyloïde et une tête fémorale ayant des inégalités et des usures pathologiques.

Cette forme sèche de la coxalgie aboutissant fréquemment à la luxation, doit être soigneusement différenciée des arthrites subaigues de la hanche signalées par Preiser, par Drehmann, par nous-même (1), et qui sont provoquées par des infections à staphylocoques ou à pneumocoques.

Cette variété de coxalgie sèche du nourrisson guérit presque toujours avec ou sans luxation. Son traitement se réduit à maintenir, dès que l'affection est reconnue, la jambe en bonne position, ce qui est plus facile à réaliser que dans la coxalgie avec tendance à la suppuration. Un appareil plâtré peut même être appliqué, la jambe ayant été mise en abduction.

TUMEURS BLANCHES DU GENOU.

On voit chez le nourrisson des tumeurs blanches du genou, dont le début présente des aspects anatomiques variés et analogues à ceux de l'enfant plus âgé.

Nous avons rencontré chez lui des tumeurs blanches à forme d'*hydarthrose*, des

(1) FRŒLICH. — Des différentes variétés de la luxation congénitale de la hanche. Congrès français de Chirurgie (20e session 1907).

tumeurs blanches à forme *fongueuse,* des tumeurs blanches à forme *ostéo-fibreuse* sans liquide et sans fongosités, mais avec augmentation de volume des extrémités osseuses et oblitération rapide par des adhérences fibreuses de la cavité articulaire. Cette dernière variété est plus rare chez le nourrisson, les deux autres variétés se rencontrent plus souvent.

Mais il est une forme d'arthrite tuberculeuse qui peut être considérée comme l'apanage à peu près exclusif du nourrisson : *c'est la forme aiguë.*

Cette arthrite a été décrite à peu près en même temps par un auteur danois, Rovsing (1), et par nous-même (2), en 1897.

Dans notre première observation, il s'agissait d'un petit garçon de 10 mois. L'enfant malingre, à antécédents tuberculeux, avait, en outre, une otite suppurée avec trépanation spontanée de l'apophyse mastoide. Il fut pris subitement d'un gonflement notable du genou gauche. La peau était rouge et tendue et la température de 40°.

Nous prenions cette arthrite pour une lésion infectieuse d'origine staphylococcique. A l'incision, il sortit du pus franc, puis des masses caséeuses. Le tibia et le fémur présentaient des cavités qui furent évidées et dont le contenu ne laissait aucun doute sur leur nature tuberculeuse. Les parents se rappelèrent avoir remarqué depuis quelques semaines une légère augmentation de volume du genou. L'enfant guérit en quelques mois après avoir présenté deux fistules au niveau des incisions de l'arthrotomie, il lui resta une légère limitation de la flexion.

Depuis lors, nous avons recueilli 8 observations analogues qui toutes évoluèrent de la même façon, c'est-à-dire vers une guérison rapide.

En étudiant attentivement ces cas, nous en avons trouvé 3, dans lesquels, en prélevant du pus au moment de l'incision, ce pus contenait du pneumocoque 2 fois, du staphylocoque 1 fois ; mais il existait, en outre, dans ces mêmes cas des fongosités tuberculeuses qui, injectées à des cobayes, donnaient une réaction positive.

Aussi pensons-nous que dans ces articulations fermées, où nous avons trouvé cette dualité d'infection, la lésion primitive était une lésion tuberculeuse banale et que la poussée aiguë surajoutée était une infection microbienne venue après coup.

Dans ces 3 observations, l'infection surajoutée, contrairement à ce qui se passe d'ordinaire, dans les ostéo-arthrites ouvertes, semble avoir agi favorablement sur la lésion tuberculeuse et en avoir accéléré la guérison.

Néanmoins, il nous reste 4 observations d'arthrites tuberculeuses aiguës du genou dans lesquelles les phénomènes aigus n'avaient pas d'autres causes que la tuberculose elle-même. Ces cas eurent également un pronostic bénin (3).

Enfin, tout récemment, nous avons eu l'occasion de traiter la fillette d'un confrère, âgée de 13 mois, qui, à la suite d'une bronchopneumonie, fut prise d'une arthrite aiguë du genou.

(1) Rovsing (Archiv. für Klinische Chirurgie 1897, Bd III)).

(2) Frœlich. — De l'ostéomylite de croissance chez le nourrisson (*Revue médicale de l'Est,* 1897).

(3) Jaboulay de Lyon, vient de décrire ces pyarthroses tuberculeuses primitives chez l'adulte (*Revue d'Orthopédie* 1er Janvier 1913). Chez le nourrisson elles sont connues depuis 1897.

L'arthrotomie nous montre une articulation remplie de pus dont l'analyse bactériologique révéla l'origine pneumococcique.

Après 15 jours de drainage, la guérison fut complète, et un mois après l'enfant marchait d'une façon parfaite.

Deux mois après, le genou gonfla de nouveau, sans fièvre, l'articulation se mit en flexion, une ponction ramena un liquide séro-fibrineux que l'expérimentation montra être tuberculeux. — Le grand'père de l'enfant avait été atteint du mal de Pott.

Il semble bien qu'ici sur une arthrite à pneumocoque d'un nourrisson s'est greffée une tumeur blanche.

TUBERCULOSE DU COU-DE-PIED.

Chez le nourrisson la tuberculose du cou-de-pied ou arthrite tibiotarsienne se manifeste plus volontiers par la forme fongueuse ou hypertrophiante. Les os sont peu malades, mais tout autour de l'articulation les tissus mous, capsules, tissus cellulaires sont augmentés de volume, infiltrés, donnant un aspect néoplasique. — Assez rapidement les fongosités se liquéfient, la peau est perforée, elle s'ulcère et se décolle et des masses caséuses ou purulentes en sortent. Mais en peu de semaines, si l'état général reste satisfaisant, la réparation se fait et la guérison s'amorce, les fistules se ferment petit à petit. Contrairement à ce qui se passe chez l'enfant plus âgé, chez qui les lésions osseuses progressent, amènent la fonte ou la séquestration de l'astragale et du calcaréum et évoluent pendant plusieurs années avec des fistules extrêmement longues à guérir.

TUBERCULOSE DES OS DU TARSE.

Sous ce nom nous désignons la tuberculose des petits osselets du tarse, autres que l'astragale et le calcanéum. La tuberculose du scaphoïde, celle du cuboïde, ou des cunéiformes est exceptionnelle en tant que lésion primitive ; leur constitution uniquement cartilagineuse, à cet âge, en fournit la raison.

Estor (1) n'en a rencontré qu'un seul cas. Si nous en parlons, c'est pour rapporter une forme de guérison un peu particulière de cette lésion que nous avons observée. Chez un petit garçon actuellement âgé de 3 ans se développa, à 7 mois, une lésion tuberculeuse de la partie interne et médiane du pied droit, dans la région du scaphoïde. La région resta gonflée, douloureuse et rouge pendant quelques semaines et guérit par la compression ouatée. — A la place de la lésion apparut une tumeur lobulée de consistance fibreuse, du volume d'un petit œuf, qui repoussa le pied en dehors, de sorte que l'enfant marchait sur le bord interne du pied fortement déjeté en valgus.

A la radiographie on découvrit l'absence du scaphoïde. L'ablation de la tumeur montra qu'il s'agissait d'un fibro-lipome avec, au centre, un foyer caséux et quelques parcelles osseuses.

(1) Congrès international de la Tuberculose. Paris 1905, t. ii, p. 50.

TUBERCULOSE DE L'ÉPAULE.

Trois de nos observations se rapportent à des arthrites tuberculeuses de l'épaule. Il s'agissait de la forme suppurée. Les trois enfants guérirent après de multiples ponctions au bout de 6 mois et de 9 mois, avec une ankylose presque complète de l'articulation.

ARTHRITE DU COUDE.

Huit de nos nourrissons étaient atteints de tumeurs blanches du coude. Cinq fois avec une suppuration précoce et une fistulisation qui fut de courte durée. Trois fois le coude était énormément augmenté de volume, des ulcérations de la peau se produisirent et la guérison n'était pas encore obtenue dans le cours de la 3e année. La compression ouatée, après expression des matières caséeuses, semblait agir favorablement sur la lésion.

TUBERCULOSE DU POIGNET.

Notre statistique contient 4 cas de tuberculoses du poignet; mais il ne s'agissait pas d'arthrites de l'articulation radio-carpienne, mais bien d'*osteites de la région juxta-épiphysaire* du radius.

Il existait dans chacune de ces observations des foyers tuberculeux donnant naissance à des augmentations de volume du radius, très analogues à celle du spina ventosa.

A la radiographie, ces os montraient une cavité centrale et une coque plus ou moins épaisse.

L'opération chirurgicale fit voir la coque remplie de masses tuberculeuses. Trois fois nous sommes intervenus en incisant, en évidant la cavité, en l'asséchant et en y coulant du mélange de Mosetig-Morhof. Les 3 interventions ont guéri par première intention.

Localisation de la tuberculose au niveau des diaphyses. — Sur l'extrémité supérieure du tibia nous avons rencontré 7 fois chez le nourrisson ces apparences de spina ventosa que nous venons de décrire au radius. Boursouflure de l'os avec cavité centrale plus ou moins étendue. L'aspect radiographique et l'aspect anatomique au moment de l'intervention sont identiques à ce que nous trouvons dans la lésion similaire du radius.

Ici également pour les foyers fermés, nous avons eu des succès par l'ouverture de l'os et son plombage (1) et la fermeture immédiate sans drainage.

Cette localisation de la tuberculose sur les diaphyses est très spéciale à l'enfance et surtout à la première enfance, de telle sorte que des confusions avec l'ostéomyélite ou avec la syphilis sont possibles. On la rencontre aussi au cubitus, et plus rarement à l'humérus et au fémur.

Le professeur Kirmisson (2) tout en admettant qu'il est exceptionnel de voir la

(1) FRŒLICH. Valeur du plombage des os (Congrès français de Chirurgie, 21e session; 1908).

(2) KIRMISSON. Précis de chirurgie infantile, p. 378.

tuberculose se manifester primitivement en pleine diaphyse reconnaît cependant que c'est surtout chez les très jeunes enfants que ces ostéites primitivement diaphysaires se rencontrent.

TUBERCULOSE DES PETITS OS LONGS DE LA MAIN ET DU PIED.

On peut dire que cette forme et cette localisation de la tuberculose sur les petits os longs de la main et du pied, décrits sous le nom de *spina ventosa* constitue par excellence la chirurgie journalière du nourrisson. La description est classique, tout le monde la connaît, aussi nous ne nous y arrêtons pas.

Lannelongue en a décrit et étudié tous les aspects, et toutes les conséquences et les auteurs plus récents n'ont rien ajouté à la description de ce chirurgien.

Bailleul (1) leur a consacré une bonne thèse faite sous l'inspiration de Ménard.

Nové-Josserand (2) a repris cette étude, surtout au point de vue thérapeutique. Il préconise l'évidement de l'osselet avec plombage à l'iodoforme ou au xéroforme.

Le spina ventosa est une affection souvent symétrique et multiple ; tous les stades de l'évolution du mal peuvent se rencontrer chez le même enfant.

Des 3 formes anatomiques qui ont été décrites, la *forme en fuseau* avec coque osseuse assez résistante est la plus fréquente, elle se transforme souvent en la *forme destructive,* lorsque la coque osseuse elle-même est rongée par les fongosités et que l'activité du périoste est détruite.

La *forme nécrosante* avec séquestre important est exceptionnelle.

La compression des osselets atteints avec immobilisation de la main toute entière donne fréquemment de bons résultats.

Une des difficultés du traitement est que l'on ne sait jamais à l'avance quelle sera l'évolution de la lésion. Elle peut s'arrêter avant d'avoir produit une mutilation irrémédiable des doigts, racourcissement ou déviation. Aussi hésite-t-on à mettre en œuvre le traitement chirurgical alors qu'une thérapeutique conservatrice peut guérir à moins de frais.

L'intervention : évidement et plombage, n'a de chances de réussir que si la coque osseuse est encore épaisse, et si la peau est intacte. Dans ces conditions elle nous a donné quelques succès, mais à un moment où peut-être l'expectation eût amené le même résultat.

La confusion est possible entre le spina ventosa et la *dactylite syphilitique* et même la radiographie n'est souvent pas suffisante pour trancher la question.

Association d'une lésion tuberculeuse et d'une lésion syphilitique chez le nourrisson. — D'ailleurs les deux affections, tuberculose et syphilis, peuvent être associées ; ce qui explique une constatation souvent faite par nous-même et par d'autres auteurs dans ces lésions douteuses. Le traitement spécifique améliore

(1) Bailleul. La tuberculose des petits os longs de la main et du pied chez l'enfant (Thèse, Paris 1911).

(2) Nové-Josserand. In Pratique des maladies des Enfants. Orthopédie. T. viii, p. 61. Paris. J. B. Baillière, 1913.

pendant quelques semaines ces affections, puis l'amélioration cesse, et le mal reprend son cours progressif.

L'explication en est que la part de la lésion d'origine spécifique guérit, tandis que la partie tuberculeuse continue d'évoluer.

C'est sous ce jour qu'il faut interpréter les conclusions de la thèse de Chombrette (1) qui essaient de prouver que le traitement mercuriel est complètement inefficace dans les tuberculoses chirurgicales chez les hérédo-spécifiques.

C'est encore par l'association des deux diathèses syphilitiques et tuberculeuses que l'on peut expliquer les faits rapportés par Méry (2) d'enfants de quelques mois (6 mois) ayant tous les signes de la syphilis héréditaire, bosses frontales, nez en lorgnette et en plus deux arthrites tibio-tarsiennes, que l'examen bactériologique montra être provoquées par le bacille de Koch.

TUBERCULOSE DES OS DU CRANE.

Les ostéopériostites de la voûte du crâne sont des affections nullement exceptionnelles chez le nourrisson.

Elles n'ont pas la gravité qui leur fut longtemps attribuée.

Elles sont généralement multiples, souvent symétriques et presque toujours superficielles. Leur siége de prédilection est le frontal et les pariétaux, quelquefois le temporal.

Quand elles sont petites, elles ne se manifestent que par une saillie peu prononcée sur le cuir chevelu ou sur le front, saillie dure ou fluctuante entourée d'un rebord osseux plus dur, faisant croire à une perte de substance beaucoup plus importante qu'elle n'est en réalité.

Ces périostites guérissent fréquemment toutes seules.

D'autres fois, une simple ponction les fait tarir : plus rarement, elles deviennent fistuleuses.

Exceptionnellement, si l'état général périclite, la tuberculose creuse plus profondément et peut perforer la table interne.

Le professeur Kirmisson (3) estime que la tuberculose au niveau du crâne affecte volontiers la forme perforante, aussi les abcès tuberculeux sont-ils quelquefois animés de battements transmis du cerveau.

Notre regretté collègue Villemin (4) a étudié la tuberculose des os du crâne en se basant sur 12 observations personnelles dont la grande majorité appartenait à des enfants de 5 mois, dix mois et dix-sept mois.

Il n'y eut qu'un seul cas de mort, la lésion siégeait sur le temporal ; on y voyait deux fistules ; l'enfant succomba à une méningite par propagation. Villemin conseille l'intervention dans tous les cas : incision et curettage. Nous la réservons aux cas tout à fait exceptionnels dans lesquels il existe une fistule et où la lésion progresse.

(1) A. Chombrette. Sur la tuberculose chirurgicale chez les hérédo-spécifiques et traitement mercuriel (Thèse, Paris 1909).

(2) Méry et Leenhardt (Société de Pédiatrie de Paris), 1904, p. 54.

(3) Kirmisson. — Précis de Chirurgie. — Masson, 1905.

(4) Villemin. — Tuberculose des os du crâne (*in La Tuberculose infantile*, 15 fév. 1901).

Max Reber (1) arrive aux mêmes conclusions que Villemin en se basant sur une dizaine de cas, dont la moitié appartient à des enfants de 0 à 2 ans.

Triboulet et Ribadeau-Dumas ont publié des faits d'ostéopériostites symétriques des os du crâne de nature tuberculeuse.

Ces lésions ressemblaient à des lésions spécifiques. C'est, en effet, avec la syphilis et avec l'ostéomyélite plus rarement, que doit être fait le diagnostic de la tuberculose des os du crâne.

TUBERCULOSE DE L'OS MALAIRE ET DES MAXILLAIRES.

Ajoutons comme localisation fréquente de la tuberculose, le siège de la lésion sur l'os malaire ou le rebord de l'orbite chez le nourrisson. C'est une localisation qui a frappé tous les chirurgiens d'enfant (Broca, Kirmisson). Elle a, d'ailleurs, comme conséquence habituelle de l'éctropion de la paupière inférieure, ou bien des adhérences de la peau contre l'os sous-jacent. Difformités pour lesquelles des interventions esthétiques sont quelquefois demandées plus tard au chirurgien.

Une ponction précoce et répétée pourra quelquefois prévenir ces difformités.

Chez le nourrisson, il n'est pas tout à fait exceptionnel de voir des lésions bacillaires des maxillaires supérieures et inférieures : nous en avons noté 3 cas. Tous ont guéri, mais chez l'un d'eux, le maxillaire inférieur droit resta privé de toute dentition à la suite de l'élimination d'une série de petits séquestres tuberculeux.

TUBERCULOSES OSSEUSES A FOYERS MULTIPLES CHEZ LE NOURRISSON.

Nous avons déjà signalé la multiplicité et la symétrie des spina-ventosa chez le nourrisson, ainsi que la présence simultanée de plusieurs foyers d'ostéopériostite du crâne.

On peut considérer cette multiplicité des foyers tuberculeux comme une caractéristique de la tuberculose osseuse du nourrisson, sans que cette multiplicité doive être regardée comme une circonstance aggravante pour le pronostic.

Calvé a étudié tout récemment ces tuberculoses à localisations multiples chez l'enfant (2). Tous les chirurgiens d'enfants les connaissent, mais leur fréquence est peut-être encore plus grande chez le nourrisson. Triboulet et Ribadeau-Dumas, à la Société de Pediatrie en 1908, Genevrier, à la même séance, ont montré la coïncidence de lésions du coude, du cou et de la hanche chez le nourrisson.

A. Broca (3), dans ses remarquables leçons cliniques, de chirurgie infantile, fait de cette multiplicité une caractéristique fréquente des tuberculoses chirurgicales du nourrisson. Il décrit simultanément chez ce dernier des gommes multiples de la peau, des ostéites périorbitaires et malaires, des ostéites du cubital, du péroné, des spino-ventosa aux mains et aux pieds. Enfin, des infiltrations périostées de nature tuberculeuse qui en imposent pour des sarcomes.

(1) M. REBER. — Uber Tuberkulose der platten Schädelknochen (im Basler Spital) Jahresbericht für Kinderheilkunde, 1907.

(2) CALVÉ. — Progrès médical, 1912.

(3) BROCA. — Leçons cliniques de Chirurgie infantile. — Paris, 1905. — T. II, p. 248.

Cette multiplicité des lésions de tuberculose osseuse chez le même sujet n'est pas l'apanage exclusif du nourrisson. Nous l'avons aussi rencontré chez l'enfant plus âgé ; et nous avons été frappé de la superficialité des lésions en même temps que de leur nombre.

La guérison est fréquente et se fait presque spontanément, à condition cependant de ne pas pratiquer d'opérations offensantes, mais de se borner à aider la nature, en ponctionnant les abcès, en exprimant à travers les fistules existantes, si le cas s'y prête, les masses caséeuses résultant de la fonte des tubercules.

On a également décrit chez le nourrisson une *polyarthrite aiguë tuberculeuse*, bénigne (1), se terminant par la guérison, mais pouvant récidiver. De plus, sur ces mêmes arthrites, de véritables tumeurs blanches ont pu se greffer dans les années suivantes.

Il s'agit là de lésions semblables à celles décrites par Poncet, de Lyon, et par nous-même (2) chez des enfants plus âgés sous le nom de *rhumatismes tuberculeux*

ADÉNITES TUBERCULEUSES.

Les adénites comptent parmi les manifestations de la tuberculose dont l'enfant, et plus particulièrement le nourrisson, sont le plus souvent porteurs. Cela n'a rien d'étonnant si l'on se rappelle que l'activité du tissu lymphatique chez lui est au moins aussi grande que celle de la moelle osseuse.

C'est l'adénite cervicale que l'on rencontre avec la plus grande fréquence dans la première enfance. Les adénites de l'aisselle, celles de l'aine se voient moins souvent.

Le nombre total de cas observés dans notre statistique a été de 42.

L'évolution aiguë de l'adénité tuberculeuse est loin d'être rare chez le nourrisson, surtout dans la région sous-maxillaire, sous-mentale et carotidienne.

Les ganglions, après avoir présenté une hypertrophie simple pendant quelques semaines, augmentent de volume, donnent de la fièvre et adhèrent à la peau qu'ils perforent. Il est indispensable de prévenir l'ouverture spontanée par une petite incision et de drainer. La cicatrisation est rapide et la guérison ressemble à celle que donnerait une adénite aiguë primitive.

Quand l'évolution reste chronique, les adénites tuberculeuses du nourrisson sont analogues à celles de l'enfant plus âgé. On rencontre chez lui le ganglion unique ou multiple *simplement hypertrophié*, le ganglion *ramolli*, et le ganglion *fistuleux* avec téguments plus ou moins altérés et décollés.

Le ganglion se ramollit rapidement sans qu'aucune intervention ne soit nécessaire pour hâter ce ramollissement.

Je ferai d'ailleurs remarquer que je n'ai jamais vu de résultat favorable ni pour l'évolution de l'adénite, ni pour l'avenir esthétique du malade, des injections de naphtol camphré ou de thymol camphré préconisées par certains chirurgiens dans le but de provoquer le ramollissement de ganglions simplement hypertrophiés.

(1) E. JUNÈS. — Polyarthrite bénigne aiguë chez le jeune enfant (Thèse, Paris, 1905).
(2) FRŒLICH. — Multiple Gelenk contracturen (*Zeitschrift für orthop. : Chirurgie*, Bd XIII, 1904, p. 286.

Le problème thérapeutique chez le nourrisson consiste à reconnaître le moment où le ganglion est suppuré pour l'évacuer par une ponction qu'il est nécessaire de répéter plusieurs fois, ou par un séton au fil de soie, pratique conseillée par le professeur Kirmisson et qui a l'avantage de ne nécessiter qu'une seule intervention.

Presque toujours, pour peu que l'état général soit satisfaisant, aucune fistule persistante ne s'établit ; et fréquemment celles qui, spontanément, se sont ouvertes, ont de la tendance à la guérison. — Les extirpations n'ont aucune indication chez le nourrisson.

Le diagnostic de l'adénite tuberculeuse du nourrisson doit être fait avec l'*adénite syphilitique* (Comby) et avec le *lymphosascome*. Enfin, il y a lieu de penser lorsque la tumeur est unique au *kyste branchial*.

TUBERCULOSES CUTANÉES.

Les lésions cutanées tuberculeuses primitives sont à cheval sur la médecine et la chirurgie, nous ne les mentionnerons que brièvement ici, en nous bornant à celles que nous avons fréquemment rencontrées.

Une des formes le plus souvent observées est celle de la *gomme sous-cutanée et cutanée*. On la trouve peu de temps après la naissance. Elle évolue sans douleur et sans modifier l'état général.

Son contenu d'abord dur, puis mollasse et fluctuant se résorbe, ou bien s'évacue par un petit pertuis. La peau d'abord indemne devient rouge, puis bleue. Elle est légèrement déprimée après la guérison et persiste longtemps à l'état de tache pigmentée. Sa nature n'est pas toujours tuberculeuse, on en a décrit qui étaient syphilitiques, d'autres dues à une infection banale.

Elle est cependant beaucoup plus souvent tuberculeuse, ainsi que des recherches bactériologiques et des injections aux cobayes l'ont démontré.

Une poussée de gommes cutanées, analogues à celle qui suit la naissance, est quelquefois une conséquence de la vaccine, les considérations précédentes s'appliquent également à ces dernières.

Nous n'avons jamais rencontré la tuberculeuse verruqueuse chez le nourrisson quoiqu'elle ait été signalée chez lui.

Nous rappellerons enfin que le lupus de la face a été décrit chez le nourrisson par Baumel (1). Son petit malade, enfant de 11 mois, mourut dans le cours de l'affection de convulsions.

Les tuberculoses de l'œil, de l'oreille, du larynx décrites chez le nourrisson constituent des études trop spéciales. Nous n'avons pas cru devoir les faire figurer dans cette courte révision de l'évolution des tuberculoses chirurgicales chez le nourrisson.

(1) BAUMEL. Lupus de la face chez un nourrisson. (*Journal des Praticiens*, 20 janvier 1912).

TUBERCULOSES VISCÉRALES.

TUBERCULOSES CHIRURGICALES DU PÉRITOINE
CHEZ LE NOURRISSON.

Il y a un quart de siècle la chirurgie s'appropria le traitement de la péritonite tuberculeuse chez l'enfant, avec une ardeur de néophyte et un manque de discernement que nous sommes les premiers à reconnaître.

Petit à petit ce traitement a été reconquis par les médecins et l'intervention chirurgicale n'est plus qu'une exception.

S'il en est ainsi pour la péritonite tuberculeuse de l'enfant en général, il en est, à plus forte raison, de même, chez le nourrisson.

L'étude des tuberculoses péritonéales chez l'enfant a été excellement faite dans ces dernières années par Marfan, Mery, Comby et par notre collègue et ami Haushalter (1).

Mais E. Weill et Pehu (2) furent les premiers à consacrer un travail spécial à la péritonite tuberculeuse du nourrisson. Ils en soulignent la rareté n'ayant pu en réunir qu'une centaine de cas.

Anatomiquement, ils font remarquer que l'affection se caractérise le plus souvent par la présence dans la séreuse de tubercules crus ou ramollis : il s'agit donc surtout de la *forme caséeuse*.

Les lésions de l'intestin l'accompagnent fréquemment ainsi que celles des organes génitaux des deux sexes. Ceci dans les cas arrivés à l'autopsie.

Dans les cas qui ont guéri la *forme ascitique* a été souvent signalée, et la *forme fibro-caséeuse* était plus localisée au péritoine et moins diffusée aux autres organes.

Les symptômes, douleurs, fluctuation, matité sont les mêmes que chez l'enfant plus âgé ; mais la guérison est moins fréquente et le terme de l'évolution de la péritonite tuberculeuse est bien souvent la mort.

La guérison est possible non seulement dans la forme ascitique mais même dans la forme caséeuse.

Le diagnostic chez le nourisson doit se faire avec certaines ascites spléno-hépatiques spécifiques, avec les tumeurs abdominales. Le traitement est surtout médical.

L'immobilisation de l'abdomen avec un corset plâtré, préconisé par un chirurgien de Berk, en 1905 (3) n'a pas trouvé d'imitateurs, et cela avec raison.

Elle rendrait impossible l'héliothérapie directe fortement proné par plusieurs chirurgiens suisses.

Même chez le nourrisson plusieurs interventions heureuses ont été signalées.

A. Caillé (4) cite une guérison après laparatomie et injection iodoformée.

---

(1) Haushalter. Pratique des maladies des enfants. T. iii, p. 56.
(2) E. Weill et Pehu. Archives de médecine des enfants. (1909), p. 415.
(3) Congrès international de la tuberculose, 1905. T. ii. Paris, Masson, éditeur, p. 394 (1906).
(4) *Arch. of Pediatrie* (juin 1900).

John H. Bradshaw (1) guérit un enfant de 18 mois après deux laparatomies successives pour une péritonite fibro-caséeuse.

En réalité l'indication du traitement chirurgical ne se pose que lorsque le développement ascitique est tel que par sa présence le liquide gêne le fonctionnement des organes de l'abdomen.

Dans ces cas, soit une ponction, soit une laparatomie évacuatrice amènent une modification heureuse de l'état du petit malade.

Il en est de même dans la forme caséeuse ramollie et devenue purulente.

Kirmisson et Pinard (2) ont essayé les injections de serum de chien, sans résultats d'ailleurs.

L'intervention chirurgicale peut être nécessitée par une occlusion intestinale provoquée par des adhérences ou par des coudures dans une péritonite tuberculeuse en voie d'évolution ou de régression comme dans une observation récente de Kirmisson (3).

L'opération a aussi pu être justifiée par une difficulté de diagnostic entre une appendicite et une péritonite bacillaire chez un enfant de 18 mois (4) (Armand Delille).

E. Weill et Pehu terminent leur excellent travail sur la tuberculose péritonéale chez le nourrisson par ces conclusions auxquelles nous souscrivons pleinement.

« S'il s'agit de la forme ascitique, il faudra pour pratiquer une ponction se guider sur le degré de distension du ventre. Si celle-ci n'est pas très marquée, mieux vaut différer la ponction qui peut soustraire une masse importante de sérosité d'où, déperdition préjudiciable à l'organisme...

» Si la tuberculose péritonéale est caséeuse et suppurée, la question de la laparatomie se pose : il peut, en effet, être plausible d'évacuer le pus et de drainer la cavité abdominale. Mais l'opération est grave et les succès très rares. La proportion de guérisons définitives prolongées est minime. — Au surplus on est souvent empêché d'intervenir par la cachexie du petit malade et par la généralisation des lésions.... »

TUBERCULOSE GENITALE CHEZ LE NOURRISSON.

La tuberculose génitale chez le nourrisson se résume dans l'orchite tuberculeuse qui se rencontre chez lui avec une fréquence extrêmement grande.

Les lésions du testicule et de l'épididyme chez le jeune enfant ont été étudiées dans ces derniers temps par Hutinel et Deschamps (5), par Kirmissan (6), par Broca et Mouchet (7). Leurs conclusions sont identiques entre elles et conformes au résultat de notre propre expérience.

(1) *Arch. of Pediatrie,* (april 1911).
(2) Cité par HAUSHALTER loc. cit.).
(3) KIRMISSON. — Communication à la Société de Chirurgie, 5 fév. 1913.
(4) ARMAND DELILLE (Société de Pédiatrie, 1909).
(5) HUTINEL et DESCHAMPS. Archives générales de médecine (mars et avril 1891).
(6) KIRMISSON. Précis de chirurgie infantile. Masson 1906.
(7) BROCA et MOUCHET. (Pratique des maladies des Enfants. Chirurgie. T. VI 1911.

Dans une statistique faite dans le service de Lannelongue à l'hôpital Trousseau, par Julian, sur 20 cas, il y en avait 12 appartenant à des enfants de 0 à 2 ans.

Toutes les observations plus récentes dues à Vignárd et Thevenot (1) à Cholmeley, à Hochsinger, à Swoboda au prof. Kirmisson, à Launois se rapportent également à des nourrissons, il en est de même des 6 cas de notre statistique Broca, dans ses leçons cliniques de chirurgie infantile rapporte 13 cas de 0 à 2 cas.

La forme à noyaux petits et isolés, évoluant silencieusement, paraît très rare chez le nourrisson ; presque toujours c'est un épisode aigue qui attire l'attention.

La lésion n'occupe pas avec prédilection l'épididyme, mais elle est surtout testiculaire, le cordon aussi est gros et se présente comme une plume de corbeau dure et rigide avec de petits grains plus saillants.

La prostate et les vésicules séminales sont toujours indemnes. C'est le contraire chez le sujet plus âgé.

Le scrotum est gros comme un œuf de pigeon, il est rouge, œdémateux, comme phlegmoneux.

L'aboutissant est d'ordinaire la suppuration et la fistulisation. Celle-ci cependant cesse assez vite, mais peut récidiver.

On a signalé des faits dans lesquels après fonte purulente et sclérose l'enfant atteint jadis d'une testicule tuberculeux semblait être atteint de cryptorchidie.

Le diagnostic doit se faire avec le sarcome ou la tumeur teratologique du testicule, avec lesquels la confusion a eu lieu.

Le pronostic est variable. Chez 2 nourrissons chez lesquels la suppuration rapide nous incita à faire la castration, nous vîmes survenir au bout de quelques mois un mal de Pott. Nous avons vu signaler par d'autres chirurgiens cette coïncidence.

Dans un 3e cas, nous fîmes la castration pour un testitule tuberculeux, croyant avoir affaire à une tumeur maligne. La même erreur fut commise par Broca. Dans notre observation, testicule et épididyme formaient une masse unique de consistance fibreuse entourant un noyau central du volume d'une noix et parsemé de quelques points caséeux.

Hutinel, sur 9 petits malades en perdit 6. Julian vit la guérison survenir dans 9 de ses cas. Deux petits enfants traités par Rocher (2) guérirent : par contre, les deux nourrissons opérés par Vignard succombèrent peu après l'intervention.

D'une façon générale. les malades observés dans les services de chirurgie infantile n'ont presque toujours que des lésions localisées ; le pronostic est plus favorable que chez les nourrissons des services de médecine qui, la plupart, ont encore d'autres manifestations tuberculeuses viscérales.

Quoiqu'il en soit, la tuberculose du testicule est une affection sérieuse, et il ne semble pas que la castration agisse d'une façon favorable sur son évolution, sauf dans des circonstances exceptionnelles.

Comme pour la plupart des autres localisations tuberculeuses chez le nourrisson,

(1) Vignard et Thevenot. Trois cas de tuberculose testiculaire chez l'enfant (Province médicale, 1911, p. 283).

(2) Rocher. — Journal médical de Bordeaux (Janvier 1900).

les opérations radicales ou même partielles, cautérisations ignées, curettage, évidemment ne sont que des traitements d'exception.

Le traitement général et le traitement local conservateur, ponction, compression, constituent le traitement de choix.

CONCLUSIONS

Après cette étude, nous devons nous poser la question de savoir si réellement la tuberculose chirurgicale présente une évolution spéciale chez le nourrisson et nous entendons par nourrisson, l'enfant depuis sa naissance jusqu'à la fin de sa deuxième année.

La réponse à cette question sera facile. Elle sera conforme à l'opinion exprimée par tous les auteurs qui ont eu l'occasion, dans des services de chirurgie infantile, de pouvoir la résoudre, nous nommerons les professeurs Kirmisson, Broca, Lannelongue.

Si, d'une façon générale, le développement de la tuberculose chirurgicale, dans son mode d'apparition, dans sa fréquence, dans sa durée, dans son aspect, ressemble à celui qu'elle présente chez l'enfant plus âgé, il y a cependant quelques particularités très importantes qu'il convient de noter.

La fréquence de cette tuberculose chez le nourrisson est très grande. Si l'on porte la durée de l'enfance jusqu'à la 15ᵉ année, nous voyons que la tuberculose chirurgicale du nourrisson en occupe $\frac{1}{7}$ et même $\frac{1}{6}$ des cas.

On sait que le maximum de fréquence est représenté par la 3ᵉ année, celle-ci contenant, en outre, le plus souvent, les cas qui ont débuté dans les 2 premières années de la vie : l'évolution de la tuberculose chirurgicale s'étendant fréquemment à plusieurs années.

Son début le plus précoce a été le 15ᵉ jour après la naissance par des gommes cutanées, la 4ᵉ semaine par des lésions du genou.

Dans les affections osseuses et ostéo-articulaires qui sont de beaucoup les plus souvent observées, la tuberculose prend volontiers *la forme hypertrophique*.

Les fongosités, après avoir pris un développement qui rappelle quelquefois un néoplasme, fondent, suppurent, s'évacuent rapidement à l'extérieur, mais la période fistuleuse est de courte durée.

Dans la seconde enfance, la tuberculose osseuse est à peu près uniquement épiphysaire. Chez le nourrisson, elle est *fréquemment diaphysaire*. Cette forme n'est pas seulement cantonnée au niveau des petits os longs des mains et des pieds sous le nom de *spina-ventosa*, mais le même aspect se rencontre sur les grands os des membres, au radius, au cubitus, au tibia ; plus rarement au fémur et à l'humérus.

A la hanche, la coxalgie occasionne souvent des *luxations précoces*. (1)

---

(1) Ménard, de Berk, signale également la fréquence de la luxation dans la coxalgie des petits enfants. (Rapport à l'Association française de Pédiatrie, 1911, p. 102. Paris, Steinheil, 1912).

Au genou, plus rarement au coude, on rencontre une *forme aiguë* (1) d'arthrite tuberculeuse. Elle ressemble à une arthrite aiguë infectieuse, guérit aussi rapidement que cette dernière après évacuation du pus, et ne laisse que très peu de raideur (Rovsing, Frœlich).

La tuberculose osseuse chez le nourrisson est très souvent *multiple dans ses manifestations*. Sur le même enfant apparaissent simultanément des ostéopériostites des os du crâne, des spino-ventosa, des arthrites du cou-de-pied, sans que cette multiplicité des lésions soit en général l'*indice d'une gravité plus grande du pronostic*.

Le *diagnostic* de toutes ces lésions doit toujours se faire très soigneusement avec *l'ostéosmyélite due aux staphylocoques et avec la syphilis*. L'étude clinique approfondie et les ressources du laboratoire sont souvent indispensables pour établir nettement la nature d'une tuberculose chirurgicale du nourrisson.

Si l'enfant est dans des conditions suffisantes de résistance, la guérison des *lésions tuberculeuses osseuses se fait plus rapidement et plus fréquemment que chez l'enfant plus âgé*. La mortalité est de 10 pour cent environ.

Les *adénites tuberculeuses* ont volontiers une *évolution aiguë* chez le nourrisson et laissent des *cicatrices peu apparentes*, contrairement à celles des enfants plus âgés.

Dans les tuberculoses viscérales, le pronostic est moins favorable.

La *tuberculose péritonéale* chez le nourrisson est au moins aussi grave que chez l'enfant plus âgé. Les mêmes formes anatomiques se rencontrent chez lui et la mortalité est très grande.

Celle-ci est bien moindre dans la *tuberculose du testicule*, dont la fréquence est telle que l'on peut dire qu'elle est un *privilège du nourrisson*.

Sa lésion est testiculaire ou plutôt toute la glande génitale est envahie, la *prostate est indemne*.

L'évolution de la tuberculose testiculaire est souvent aiguë et sa résultante, l'atrophie complète de la glande peut en imposer pour une *cryptorchidie congénitale*.

La rapidité de l'évolution de la tuberculose chirurgicale du nourrisson, la tendance à la fonte des fongosités, à leur évacuation ou à leur résorbtion, la tendance spontanée vers la guérison, doivent rendre le *chirurgien éminemment conservateur dans le traitement* de ces affections, bien plus encore que chez l'enfant plus âgé.

Ponction pour évacuer du pus, expression des fongosités caséeuses à travers une fistule existante ou bien une incision au bistouri, compression élastique : plus rarement injections de liquides modificateurs, igniponcture, ou curettage, telles sont les seules interventions qui pourraient être nécessaires. Il va de soi qu'elles devraient être faites avec les plus grandes précautions de technique et d'asepsie.

Des opérations radicales, résection, amputation, castration, ne seront jamais que des opérations de nécessité, auxquelles il faudra s'efforcer de ne jamais être acculé.

(1) Jaboulay, de Lyon, vient de montrer que cette forme de tuberculose du genou se rencontrait aussi chez l'adulte. — Revue d'orthopédie 1918 (1er janvier). — Chez le nourrisson elle est connue depuis longtemps.

www.ingramcontent.com/pod-product-compliance
Ingram Content Group UK Ltd.
Pitfield, Milton Keynes, MK11 3LW, UK
UKHW020111100726
13658UKWH00005B/2099